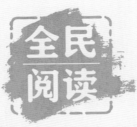

总主编
何清湖

常见病防治进家庭口袋本丛书

血脂异常

主编/陈继松　胡宗仁

U0324989

全国百佳图书出版单位
中国中医药出版社
·北 京·

图书在版编目（CIP）数据

血脂异常 / 何清湖总主编；陈继松 , 胡宗仁主编 . ——
北京：中国中医药出版社，2024.7. ——（全民阅读）.——
ISBN 978 - 7 - 5132 - 8840 - 8

Ⅰ . R589.2-49

中国国家版本馆 CIP 数据核字第 2024FT0376 号

中国中医药出版社出版

北京经济技术开发区科创十三街 31 号院二区 8 号楼
邮政编码　100176
传真　010-64405721
北京盛通印刷股份有限公司印刷
各地新华书店经销

开本 787×1092　1/32　印张 3.25　字数 65 千字
2024 年 7 月第 1 版　2024 年 7 月第 1 次印刷
书号　ISBN 978 - 7 - 5132 - 8840 - 8

定价　29.80 元
网址　www.cptcm.com

服 务 热 线　010-64405510
购 书 热 线　010-89535836
维 权 打 假　010-64405753

微信服务号　**zgzyycbs**
微商城网址　**https://kdt.im/LIdUGr**
官 方 微 博　**http://e.weibo.com/cptcm**
天猫旗舰店网址　**https://zgzyycbs.tmall.com**

如有印装质量问题请与本社出版部联系（010-64405510）
版权专有　侵权必究

《全民阅读·常见病防治进家庭口袋本丛书》

编委会

《血脂异常》

编委会

主　　编　陈继松　胡宗仁

副 主 编　骆　敏　刘露梅　王丽萍

编　　委　曹　亮　盛　文　黎志清　张媛婷　李末月

　　　　　唐海峰　李　元　旷世达　傅馨莹　刘娟娟

　　　　　林　娟　朱　武

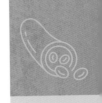

　　"全民阅读"是国家重要的文化工程，是建设学习型社会的一项重要举措，有助于在全社会形成"多读书、读好书"的良好氛围和文明风尚。健康是老百姓最核心的追求之一，不仅与每个人、每个家庭息息相关，更关乎国家的繁荣与发展。人民健康是民族昌盛和国家富强的重要标志。建设"健康中国"战略有重要的意义，是实现"中国式现代化"的必然要求。

　　"中医药学包含着中华民族几千年的健康养生理念及其实践经验"，"是中华民族的伟大创造，是中国古代科学的瑰宝"。中医药学是我国珍贵的文化遗产，是打开中华文明宝库的钥匙，是中华文明得以延续和发展的重要保障，经历了数千年的沉淀与发展，直至今日依然熠熠生辉。中医药学积累了大量宝贵的健康养生理论及技术，如食疗、药疗、传统功法、情志疗法及外治法等，这些在我们的日常生活中处处可见，有着广泛的群众基础，为维护人民健康提供了重要保障。

2016 年 2 月 26 日，国务院印发《中医药发展战略规划纲要（2016—2030 年）》，其中明确指出，推动中医药进校园、进社区、进乡村、进家庭，将中医药基础知识纳入中小学传统文化、生理卫生课程，同时充分发挥社会组织作用，形成全社会"信中医、爱中医、用中医"的浓厚氛围和共同发展中医药的良好格局。为了科普中医药知识，促进全民健康，助力"健康中国"建设，世界中医药学会联合会慢病管理专业委员会组织全国专家学者编撰了《全民阅读·常见病防治进家庭口袋本丛书》。整套丛书包括 10 册，即《便秘》《感冒》《高血压》《冠心病》《颈椎病》《咳嗽》《失眠》《糖尿病》《痛风》《血脂异常》。我们希望通过《全民阅读·常见病防治进家庭口袋本丛书》向广大群众科普常见病的中医药防治知识，帮助老百姓更好地培养健康生活习惯，提高防病治病的能力。本套丛书在保证科学性与专业性的前提下，将介绍的内容趣味化（通俗易懂）、生活化（贴近实际）、方法化（实用性强）。

1. 科学性

作为科普丛书，科学性是第一要素。世界中医药学会联合会慢病管理专业委员会组织行业内的知名专家学者编撰本套丛书，并进行反复推敲与审校，确保科普知识的科学性、专业性与权威性。

2. 通俗性

本套丛书在编写过程中肩负着重要的使命，就是让深奥的中医药知识科普化，使博大精深的中医药理论妙趣横生，从而吸引读者。因此，我们对中医药理论进行反复"咀嚼"与加工，使文字简约凝练、通俗易懂，使内容图文并茂、形象生动。

3. 实用性

本套丛书内容贴近实际，凝集了老百姓日常生活中常遇到的健康问题，如糖尿病、高血压、痛风等，重视以具体问题为导向，不仅使读者产生共鸣，发现和了解生活中的常见健康问题，而且授之以渔，提供中医药干预思路，做到有方法、实用性强。

《全民阅读·常见病防治进家庭口袋本丛书》将"全民阅读"与"健康中国"两大战略工程相结合，由众多中医权威专家共同撰写，是适合全民阅读的大众科普读物的一次结集出版，对传播中医药文化、指导老百姓养生保健有很好的作用。在此特别感谢世界中医药学会联合会慢病管理专业委员会、湖南中医药大学、湖南医药学院等单位对本套丛书编撰工作的大力支持，对一直关心、关注、支持本套丛书的专家学者表示诚挚的感谢。

　　由于时间比较仓促，加之编者水平有限，本套丛书可能还存在一些不足之处，恳请广大读者提出宝贵的意见和建议，以便再版时修正。

世界中医药学会联合会慢病管理专业委员会会长
湖南中医药大学教授、博士生导师
湖南医药学院院长
何清湖
2024 年 4 月

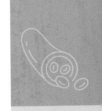

　　随着人们饮食结构的改变、运动量的减少、吸烟和大量饮酒情况的增多，心脑血管疾病对人体的危害越来越大。目前，我国居民的心脑血管疾病发病率仍处于持续上升态势，患者人数高达3.3亿，心脑血管疾病占所有死亡原因的45%，严重威胁我国人民的健康。导致心脑血管疾病患者死亡的主要原因之一是血脂异常，而且血脂异常的年轻化趋势也很明显，需要国人科学、有效地应对。

　　血脂异常主要是指血浆中的胆固醇和（或）甘油三酯升高，以及低、高密度脂蛋白水平异常等，它会与其他心脑血管风险因素相互作用导致动脉粥样硬化，提高心脑血管疾病的发病率和死亡率。根据血脂异常的原因可将其分为原发性和继发性两类。本病可归属于中医学"血瘀""血浊""痰浊"等范畴。中医学认为血脂异常由多种原因引起，与饮食、情志、体质等相关，常分为脾胃虚弱、胃肠积热、脾肾亏虚、气滞血瘀、气血不足等型，可以通过健脾益气、清泻胃火、温补脾肾、理气化瘀、补益气血等方式进行调理。

　　不管哪一类血脂异常，无论是否需要采取药物治疗，首先都得关注和调节生活方式，调节饮食。血脂异常是未来心脑血管疾病发生或复发的危险因素，培养健康合理的生活习惯是防治血脂异常的重要途径。

　　本书通过介绍与防治血脂异常相关的常用穴位、家常食物、常用中药、精选食疗方及家用中成药等，将穴位按摩、中药、饮食等调理方式相结合，帮您在日常生活中有效调节血脂，守护身体健康，享受健康生活。

《血脂异常》编委会

2024 年 4 月

目 录

调节血脂，养护血管 28 招
血脂不高，血管不堵

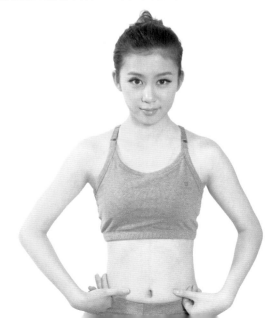

二 脾胃虚弱型血脂异常调理 23 招
健脾益气，利水渗湿

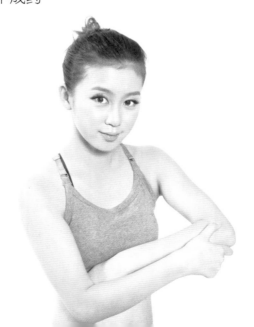

三 胃肠积热型血脂异常调理 23 招
清胃泻火，降浊消脂

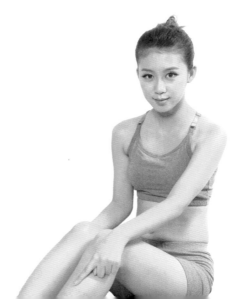

四 脾肾亏虚型血脂异常调理 23 招
温补脾肾，利水化饮

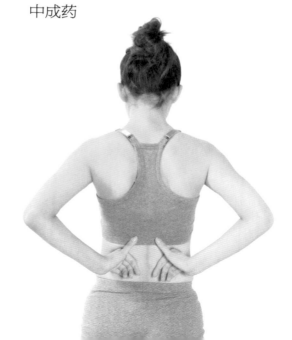

五 气滞血瘀型血脂异常调理 19 招
理气消滞，活血化瘀

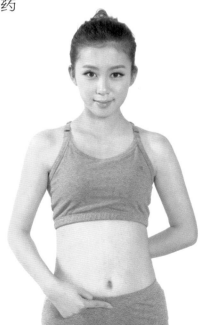

六 气血不足型血脂异常调理 21 招
气血双补，促进代谢

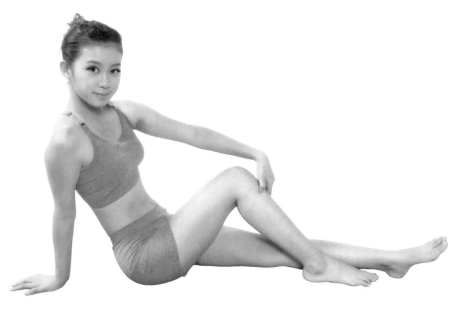

一

调节血脂，养护血管 28 招
血脂不高，血管不堵

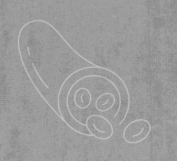

血脂异常
有哪些表现

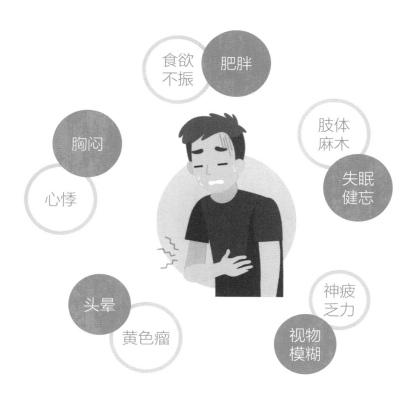

食欲不振

肥胖

胸闷

肢体麻木

心悸

失眠健忘

头晕

神疲乏力

黄色瘤

视物模糊

改善血脂异常：
5大常用穴位

取穴原理	曲池是手阳明大肠经的合穴，天枢为大肠募穴，两穴相配，可通利肠腑，降浊消脂。
功效主治	通利肠腑，降浊消脂，消肿止痛。主治血脂异常、发热、咽痛、半身不遂、肘关节疼痛、肩痛不举等。
穴名解读	脉气流注此穴时，似水注入池中；又取穴时屈肘，横纹头有凹陷，形似浅池，故名"曲池"。

按揉曲池穴

操作方法

用拇指指腹按揉曲池穴3~5分钟，以有酸胀感为宜。

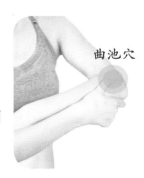

曲池穴

定位

手肘内弯成90°，肘横纹尽处凹陷即是曲池穴。

3

按揉天枢穴

取穴原理 肥胖之症多责之于脾胃肠腑。天枢为大肠募穴，曲池是手阳明大肠经的合穴，两穴相配，可通利肠腑，降浊消脂。

功效主治 理气健脾，通利肠腑，降浊消脂。主治血脂异常、便秘、腹胀、腹泻、腹水、消化不良等。

穴名解读 "枢"，指枢纽。人体上应天，下应地，本穴位于脐旁，在人体正中，为天之枢纽，故名"天枢"。

操作方法

用拇指指腹按揉天枢穴 3~5 分钟，以有酸胀感为宜。

定位

该穴位于腹部，横平脐中，前正中线旁开 2 寸。

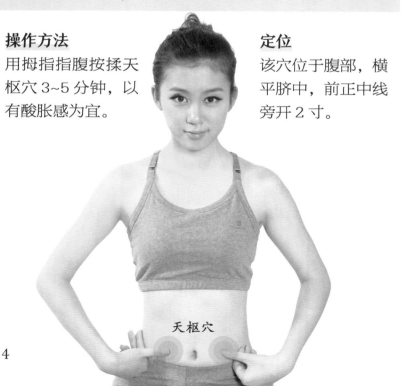

天枢穴

取穴原理	大横为局部取穴，可健脾助运，助消化，促进营养吸收和水谷运化，从而阻断脂肪在腹部的堆积。
功效主治	温中散寒，调理肠胃。主治脾胃及局部疾患，如腹胀、腹痛、泄泻、便秘、四肢无力、惊悸怔忡等。
穴名解读	"大"，即巨大；"横"，平线为横。该穴在脐水平线上，与脐中的距离较肓俞、天枢更长，内应横结肠，故名"大横"。

按揉大横穴

操作方法

用食指指腹按揉大横穴 3~5 分钟，以有酸胀感为宜。

定位

本穴位于腹部，脐中旁开 4 寸。

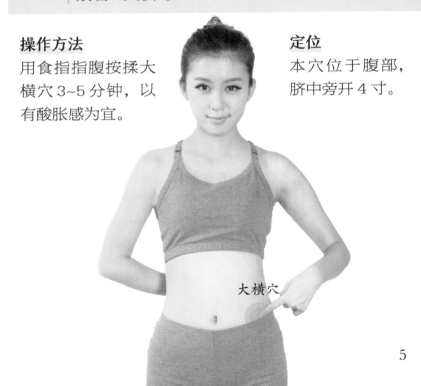

大横穴

按揉阴陵泉穴

取穴原理	阴陵泉为足太阴脾经之合穴，能温运中焦，清利下焦，有助于益肾调经，健脾除湿。
功效主治	健脾理气，益肾固精，通经活络。主治腹痛胀满、水肿、泄泻、小便不利、遗精、月经不调、带下、麻痹等。
穴名解读	"阴"，水之意；"陵"，土丘；"泉"，水泉。脾经流行的经水及脾土物质混合物在本穴聚合堆积如土丘之状，故名"阴陵泉"。

阴陵泉穴

操作方法

用食指指腹用力按揉阴陵泉穴3~5分钟，以有酸胀感为度。

定位

本穴位于小腿内侧，胫骨内侧髁下缘与胫骨内侧缘之间的凹陷中。

取穴 原理	丰隆乃足阳明胃经之络穴，可健脾利湿，化痰消脂，为治痰要穴。
功效 主治	健脾利湿，化痰消脂。主治肥胖、咳嗽、哮喘、头痛、眩晕、水肿等。
穴名 解读	"丰隆"，象声词，"轰隆"之义。从条口穴、上巨虚穴、下巨虚穴传来的水湿云气至本穴后化雨而降，且降雨量大，如雷雨之轰隆有声，故名"丰隆"。

操作方法

用拇指或食指指腹稍用力按揉丰隆穴 3~5 分钟，以有酸胀感为度。

定位

本穴位于外踝尖上 8 寸，胫骨外 1.5 寸，两筋间的凹陷处。

丰隆穴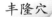

改善血脂异常：8种家常食物

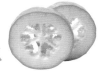

冬瓜

性味归经：性微寒，味甘、淡，归肺、大肠、小肠、膀胱经。

功能：清热，化痰。用于血脂异常，痰喘，水肿胀满。

用法：煎食、煮食。

禁忌：脾胃虚寒者不宜久食。

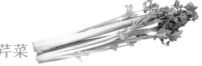

芹菜

性味归经：性凉，味甘、辛、微苦，归肝、胃、肺经。

功能：清热解毒，促进血液循环。用于胆固醇水平升高。

用法：炒食、煮食。

禁忌：慢性腹泻者不宜多食。

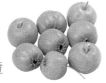

山楂

性味归经：性微温，味酸、甘，归脾、胃、肝经。

功能：消食健胃，行气止痛，化浊降脂。用于血脂异常，食肉不消。

用法：生食、煎食、煮食。

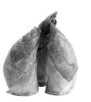

冬笋

性味归经：性寒，味甘，归胃、大肠经。

功能：清热生津，利水通淋。用于血脂异常。

用法：炒食、煮食。

禁忌：脾胃虚弱者慎食。

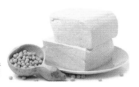

豆腐

性味归经： 性凉，味甘，归脾、胃、大肠经。

功能： 生津润燥，和中益气。用于脾虚腹胀，血脂异常。

用法： 煮食、炖食。

禁忌： 痛风者不宜多食。

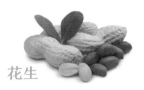

花生

性味归经： 性平，味甘，归脾、肺经。

功能： 健脾养胃，降血脂。用于脾虚反胃，血脂异常。

用法： 生食、煮食。

禁忌： 体寒湿滞者慎食。

兔肉

性味归经： 性寒，味甘，归脾、肝、大肠经。

功能： 健脾补中。用于病后体虚，营养不良，血脂异常。

用法： 炒食、煮食、炖食。

禁忌： 脾胃虚寒者慎食。

桑椹

性味归经： 性寒，味甘、酸，归心、肝、肾经。

功能： 滋阴养血，补肝益肾。用于血脂异常，阴血亏虚所致的眩晕，目暗耳鸣，须发早白。

用法： 生食、煮食。

禁忌： 脾胃虚寒者慎食。

其他常用食物： 槐花、核桃仁等。

改善血脂异常：
4 种常用中药

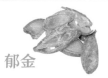

郁金

性味归经：性寒，味辛、苦，归心、肝、肺经。

功效主治：活血止痛，行气解郁。用于气滞血瘀，胸胁刺痛。

用法：3~10 克，煎服。

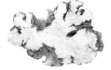

川芎

性味归经：性温，味辛，归肝、胆、心包经。

功效主治：活血行气，止痛。用于气滞血瘀，胸胁刺痛，痛经，头痛眩晕。

用法：3~10 克，煎服。

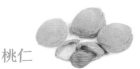

桃仁

性味归经：性平，味苦、甘，归心、肝、大肠、肺经。

功效主治：活血祛瘀，润肠通便。用于瘀血阻滞导致的血脂异常。

用法：5~10 克，煎服。

禁忌：孕妇及便溏者慎用。

红花

性味归经：性温，味辛，归心、肝经。

功效主治：活血散瘀，降血脂。用于瘀血阻滞，血脂异常。

用法：3~10 克，煎服。

禁忌：孕妇、月经过多的人慎服。

其他常用中药：延胡索、姜黄、乳香、没药、水蛭等。

药食同源，调节血脂：5 道精选食疗方

材料：熟花生米 50 克，菠菜 300 克。

调料：蒜末 2 克，盐 3 克，香油 5 克。

做法：

1 菠菜择洗干净，入沸水中焯 30 秒，捞出，晾凉，沥干水分，切段。

2 取盘，放入菠菜段、熟花生米，最后用蒜末、盐和香油调味即可。

花生拌菠菜

润肠通便，改善血脂异常

功效

花生能润肠通便，促进消化；菠菜富含胡萝卜素和膳食纤维，能保护胃黏膜，降血脂，二者搭配可平肝健脾、润肠通便，改善血脂异常。

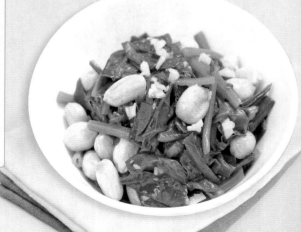

降低胆固醇水平

芹菜木耳拌百合

材料：芹菜 200 克，木耳 20 克，鲜百合
　　　60 克，枸杞子 3 克。

调料：香油、盐、白糖各 2 克，醋 5 克。

做法：

1 芹菜洗净，取茎切段；木耳泡发洗净，
　撕成小片；鲜百合剥开后洗净；枸杞子
　洗净，用冷水泡软。

2 芹菜段用滚水焯 30 秒，木耳用滚水焯 1
　分钟，鲜百合用滚水焯 30 秒。

3 将所有处理好的食材放入大碗中，倒入
　香油、醋，加入盐、白糖，最后拌匀即可。

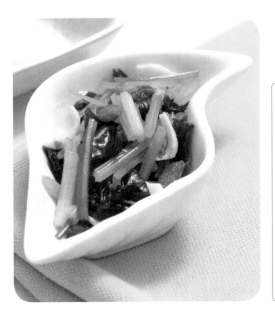

| 功效 |

芹菜含有芹菜素，
能迅速清除附着
在血管壁上的胆
固醇，有效降脂；
木耳含有丰富的
膳食纤维，能加
速脂肪的排出。
二者搭配百合食
用有助于降低胆
固醇水平，改善
血脂异常。

12

材料： 去皮竹笋 200 克，黄瓜、水发木耳各 100 克。

调料： 蒜末、姜末、葱末各 5 克，盐、白糖各 2 克，醋 10 克，香油少许，植物油适量。

做法：

1 竹笋、黄瓜洗净，切丁；木耳洗净，撕成小朵。分别将竹笋丁和木耳放入沸水中焯熟，捞出沥干。

2 炒锅中放入植物油烧热，放入葱末、姜末、蒜末爆香，关火。

3 将所有食材放入盘内，加入盐、醋、白糖、香油，最后浇入炸好的油拌匀即可。

功效

竹笋具有低糖、低脂的特点，且富含膳食纤维，可促进肠道蠕动，促进消化，对血脂异常并发高血压、糖尿病的患者有一定食疗作用。

荷叶除湿茶

除湿减肥，调节血脂

材料：干荷叶8克，冬瓜皮10克，枸杞子15克。

做法：

1 干荷叶、冬瓜皮、枸杞子择洗干净，同入茶壶（杯）中，冲入沸水浸泡30~60秒后倒去茶汤，洗一遍茶。

2 再冲入沸水，闷泡5分钟即可。

| 功效 |

这道茶可分解脂肪、消除便秘、利尿，不仅可健脾胃、解暑祛湿，还可降脂减肥，适合肥胖人群、高脂血症患者饮用。

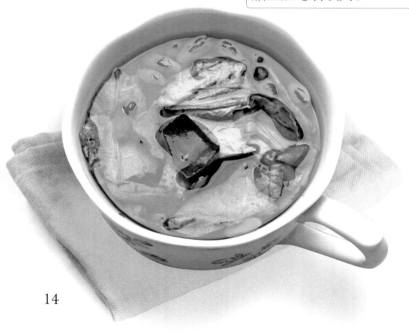

材料：山楂 50 克，糯米 100 克。

调料：冰糖 5 克。

做法

1 糯米淘洗干净，用清水浸泡 3 小时；
山楂用清水浸泡 5 分钟，洗净，去蒂
除籽，切小块。

2 锅置火上，倒入适量清水烧开，下入
糯米，大火烧开后转小火煮至米粒八
成熟，加山楂块煮至米粒熟烂，最后
加冰糖煮至化开即可。

┌─ 功效 ─┐
消食健胃，行气止
痛，化浊降脂。

山楂消脂粥

活血化瘀，调节血脂

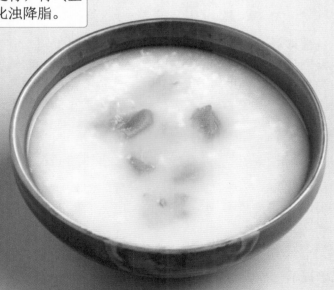

改善血脂异常：
6 种家用中成药

1 参苓白术散

健脾化湿。用于脾虚湿盛所致的脘腹胀闷，不思饮食，泛恶欲呕，口淡不渴，腹痛腹泻。

2 补中益气口服液

气血双补。用于气血不足所致的少气懒言，乏力自汗，可辅助调节血脂异常。

3 降脂灵颗粒

祛湿化痰。用于痰浊中阻所致的头晕目眩，头痛头重，胸闷心悸，食欲不振，形体肥胖。

4 杞菊地黄丸

滋补肝肾。用于肝肾阴虚所致的头晕目眩，健忘失眠，耳鸣，腰膝酸软，可辅助调节血脂异常。

5 龙胆泻肝口服液

清泄湿热。用于肝胆湿热所致的胁肋胀痛，口苦纳呆，口气臭秽，可辅助调节血脂异常。

6 藏降脂胶囊

健脾温肾。用于脾肾阳虚所致的血脂升高伴形寒肢冷，面色㿠白，面浮肢肿。

温馨提示：中成药应在医生指导下使用，下同。

二

脾胃虚弱型血脂异常调理 23 招

健脾益气，利水渗湿

脾胃虚弱型血脂异常有哪些表现

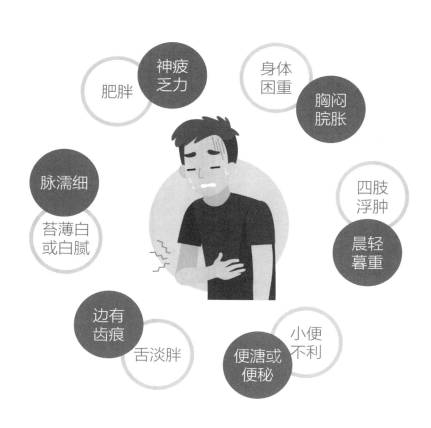

肥胖
神疲乏力
身体困重
胸闷脘胀
脉濡细
苔薄白或白腻
四肢浮肿
晨轻暮重
边有齿痕
舌淡胖
便溏或便秘
小便不利

脾胃虚弱型血脂异常调理：7 大常用穴位

对症按摩调理方

取穴原理	曲池是手阳明大肠经的合穴，天枢为大肠募穴，两穴相配，可通利肠腑，降浊消脂。
功效主治	通利肠腑，降浊消脂，消肿止痛。主治血脂异常、发热、咽痛、半身不遂、肘关节疼痛、肩痛不举等。
穴名解读	脉气流注此穴时，似水注入池中；又取穴时屈肘，横纹头有凹陷，形似浅池，故名"曲池"。

按揉曲池穴

操作方法

用拇指指腹按揉曲池穴 3~5 分钟，以有酸胀感为宜。

定位

手肘内弯成 90°，肘横纹尽处凹陷即是曲池穴。

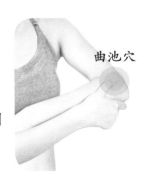

曲池穴

19

按揉天枢穴

取穴原理	肥胖之症多责之于脾胃肠腑。天枢为大肠募穴，曲池是手阳明大肠经的合穴，两穴相配，可通利肠腑，降浊消脂。
功效主治	理气健脾，通利肠腑，降浊消脂。主治血脂异常、便秘、腹胀、腹泻、腹水、消化不良等。
穴名解读	"枢"，指枢纽。人体上应天，下应地，本穴位于脐旁，在人体正中，为天之枢纽，故名"天枢"。

操作方法

用拇指指腹按揉天枢穴3~5分钟，以有酸胀感为宜。

定位

本穴位于腹部，横平脐中，前正中线旁开2寸。

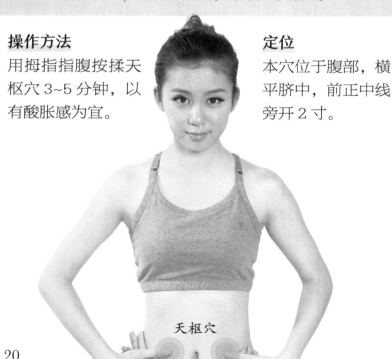

天枢穴

取穴原理	大横为局部取穴，可健脾助运，助消化，促进营养吸收和水谷运化，从而阻断脂肪在腹部的堆积。
功效主治	温中散寒，调理肠胃。主治脾胃及局部疾患，如腹胀、腹痛、泄泻、便秘、四肢无力、惊悸怔忡等。
穴名解读	"大"，即巨大；"横"，平线为横。该穴在脐水平线上，与脐中的距离较肓俞、天枢更长，内应横结肠，故名"大横"。

按揉大横穴

操作方法

用食指指腹按揉大横穴 3~5 分钟，以有酸胀感为宜。

定位

本穴位于腹部，脐中旁开 4 寸。

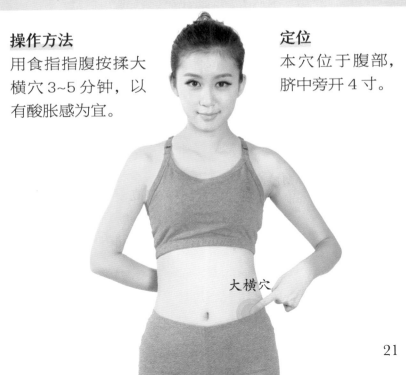

大横穴

按揉阴陵泉穴

取穴原理	阴陵泉为足太阴脾经之合穴，能温运中焦，清利下焦，有助于益肾调经，健脾除湿。
功效主治	健脾理气，益肾固精，通经活络。主治腹痛胀满、水肿、泄泻、小便不利、遗精、月经不调、带下、麻痹等。
穴名解读	"阴"，水之意；"陵"，土丘；"泉"，水泉。脾经流行的经水及脾土物质混合物在本穴聚合堆积如土丘之状，故名"阴陵泉"。

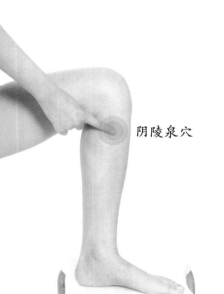

阴陵泉穴

操作方法

用食指指腹用力按揉阴陵泉穴3~5分钟，以有酸胀感为度。

定位

本穴位于小腿内侧，胫骨内侧髁下缘与胫骨内侧缘之间的凹陷中。

取穴原理	丰隆乃足阳明胃经之络穴，可健脾利湿，化痰消脂，为治痰要穴。
功效主治	健脾利湿，化痰消脂。主治肥胖、咳嗽、哮喘、头痛、眩晕、水肿等。
穴名解读	"丰隆"，象声词，"轰隆"之义。从条口穴、上巨虚穴、下巨虚穴传来的水湿云气至本穴后化雨而降，且降雨量大，如雷雨之轰隆有声，故名"丰隆"。

操作方法

用拇指或食指指腹稍用力按揉丰隆穴3~5分钟，以有酸胀感为度。

定位

本穴位于外踝尖上8寸，胫骨外1.5寸，两筋间的凹陷处。

丰隆穴

按揉脾俞穴

取穴原理	脾俞为脾之背俞穴，具有调理脾胃的效果。此外，脾俞穴与足三里穴合用可健脾益气，和胃化湿。
功效主治	健脾和胃，调和肠腑。主治腹痛、胃痛、急（慢）性胃炎、呕吐、泄泻、水肿等。
穴名解读	穴近脾脏，为脾气输注之处，主治脾之疾患，故名"脾俞"。

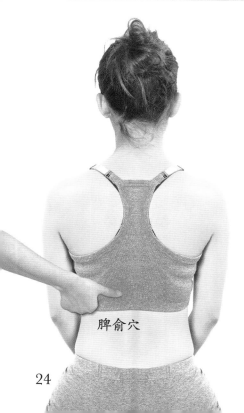

脾俞穴

操作方法

用拇指指腹按揉脾俞穴3~5分钟，以有酸胀感为宜。

定位

本穴在脊柱区，第11胸椎棘突下，后正中线旁开1.5寸。

24

取穴 原理	足三里为胃经合穴、胃下合穴，按揉本穴可健脾益气，和胃化湿。
功效 主治	健脾益气，消脂化浊。主治消化系统的常见病，如十二指肠球部溃疡、急性胃炎、胃下垂等，有助于改善血脂异常。
穴名 解读	"里"与"理"通。人以肚脐为界，上为天，下为地，中为人，分为三部，万物由之，理在其中。故足三里穴能调和天地人，能治人体上中下诸病。

操作方法

用拇指指腹按揉足三里穴3~5分钟，以有酸胀感为宜。

定位

本穴在小腿前外侧，外膝眼下3寸，距胫骨前嵴约一横指。

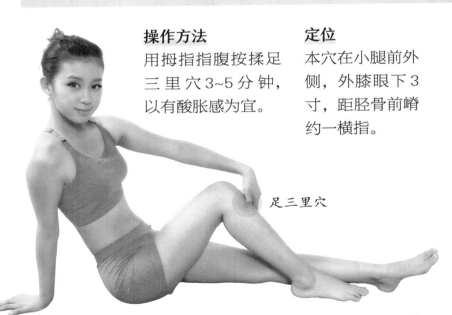

足三里穴

25

脾胃虚弱型血脂异常调理：4种家常食物

薏米

性味归经：性凉，味甘、淡，归脾、胃、肺经。

功能：利水渗湿，健脾，降血脂。用于水肿，小便淋沥，泄泻。

用法：煎食、煮食。

禁忌：大便燥结的人慎食。

糯米

性味归经：性温，味甘，归脾、胃、肺经。

功能：补中益气，健脾止泻。用于脾胃虚弱导致的泄泻，纳差。

用法：蒸食、煮食。

禁忌：有湿热痰火的人慎食。

红豆

性味归经：性微寒，味甘、酸，归心、小肠、脾经。

功能：利水消肿。用于水肿，黄疸，脚气。

用法：煎食、煮食。

土豆

性味归经：性平，味甘，归胃、大肠经。

功能：益气健脾，调中和胃。用于脾胃虚寒，气短乏力。

用法：炒食、蒸食、煮食。

禁忌：脾胃虚寒的人慎食。

脾胃虚弱型血脂异常调理：4 种常用中药

茯苓

性味归经： 性平，味甘、淡，归心、脾、肺、肾经。

功效主治： 利水消肿，健脾补中，护肝。用于脾虚湿盛所致之各种水肿，泄泻，痰饮，纳差。

用法： 10～15 克，煎服。

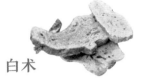

白术

性味归经： 性温，味苦、甘，归脾、胃经。

功效主治： 燥湿利水。用于痰饮，泄泻，水肿，脾虚夹湿。

用法： 6～12 克，煎服。

禁忌： 阴虚内热的人慎服。

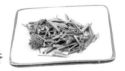

藿香

性味归经： 性微温，味辛，归脾、胃、肺经。

功效主治： 化湿运脾。用于湿阻中焦，暑湿表证，湿温初起。

用法： 3～10 克，煎服。

禁忌： 阴虚的人忌服。

砂仁

性味归经： 性温，味辛，归脾、胃、肾经。

功效主治： 化湿运脾，温中止泻。用于湿阻气滞，脾胃虚寒，呕吐泄泻。

用法： 3～6 克，煎服，后下。

禁忌： 阴虚有热的人禁服。

药食同源，健脾益气：4道精选食疗方

降脂控糖

南瓜薏米饭

材料：薏米50克，南瓜200克，大米100克。

做法：

1 南瓜洗净，去皮、瓤，切成小粒。

2 薏米洗净，去掉杂质，浸泡3小时。

3 大米洗净，浸泡30分钟。

4 将大米、薏米、南瓜粒和适量清水放入电饭煲中。

5 按下"煮饭"键，煮至电饭煲提示米饭煮好即可。

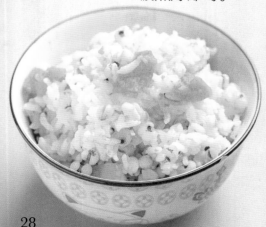

> **功效**
>
> 南瓜可以补中益气、降脂、助消化；薏米可以健脾祛湿、利水消肿。二者搭配可以改善血脂异常，还可以控糖。

28

材料：土豆 400 克。

调料：盐 2 克，醋、葱段各 10 克，花椒、干辣椒段各少许，植物油适量。

做法：

1 土豆洗净去皮，切细丝，放入凉水中浸泡 5 分钟，沥干水分。

2 锅内放油烧热，放入花椒炸至表面开始变黑，盛出，然后放入干辣椒段，将沥干水的土豆丝倒进去，翻炒几下，放入醋，将熟时加入葱段、盐，炒匀即可。

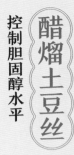

醋熘土豆丝

控制胆固醇水平

┤ 功效 ├

土豆含丰富的维生素 C 和膳食纤维，可促进胃肠蠕动，加速胆固醇在肠道内的代谢，从而促进胆固醇排出体外，有助于通便和降低血胆固醇，预防动脉硬化。

红豆小米粥

降低胆固醇水平

材料：小米80克，红枣30克，红豆50克。

调料：红糖5克。

做法：

1 红豆洗净，用水浸泡4小时；小米洗净；红枣洗净，去核，浸泡半小时。

2 锅置火上，倒水烧开，加红豆煮至半熟，再放入小米、红枣，煮至烂熟成粥，最后用红糖调味即可。

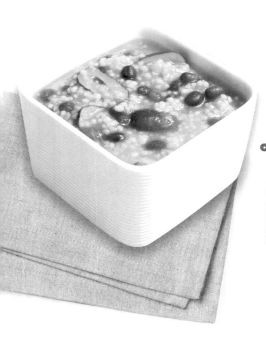

┤ 功效 ├

红豆含有丰富的膳食纤维，可抑制肠道对胆固醇的吸收，促进胆固醇的排出，降低血胆固醇水平。红豆与红枣、小米一起煮粥，还可以补气养血、美容抗衰。

烹饪妙招

泡红豆时不要用热水，煮红豆时不要加碱，防止所含的降脂成分被破坏或流失。

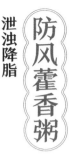

防风藿香粥

泄浊降脂

材料：藿香 10 克，防风 5 克，葱白段 30 克，大米 100 克。

做法：

1 将大米洗净，浸泡 30 分钟；将防风、藿香、葱白段放入锅中，加适量水煎煮 10 分钟，去渣取汁备用。

2 另将大米加水煮至快熟时加入药汁，再煮一两沸即可。

┤ 功效 ├

防风可以祛湿止痛；藿香可以祛暑解表，化湿运脾。二者搭配可以醒脾化湿，泄浊降脂。

烹饪妙招

选购防风时，以条粗壮、皮细而紧、无毛头、断面有棕色环、中心色淡黄者为佳。

温馨提示： 本方应在医生指导下使用。

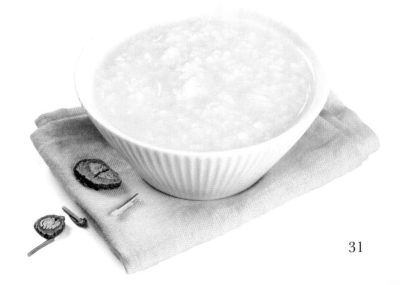

脾胃虚弱型血脂异常调理：4 种家用中成药

1 香砂六君子丸

益气健脾。用于脾虚气滞，消化不良，脘腹胀满，大便溏泄。

2 脂必妥片

健脾消食，活血化瘀。用于血脂异常，瘀血阻滞，头晕乏力，胸闷腹胀。

3 参苓白术散

补脾益胃。用于脾胃虚弱，食少便溏，气短咳嗽。

4 降脂减肥胶囊

滋补肝肾，养益精血，健脾豁痰。用于各型高脂血症，心脑血管硬化，单纯性肥胖。

三

胃肠积热型血脂异常调理 23 招

清胃泻火，降浊消脂

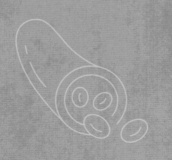

胃肠积热型血脂异常有哪些表现

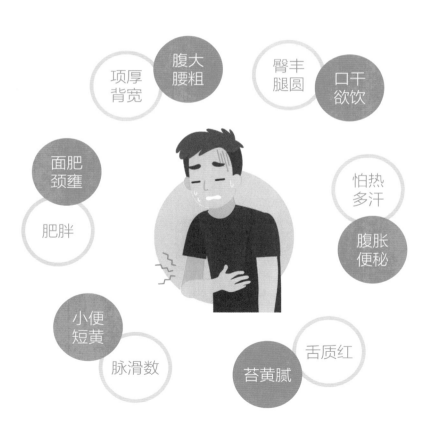

项厚背宽

腹大腰粗

臀丰腿圆

口干欲饮

面肥颈壅

肥胖

怕热多汗

腹胀便秘

小便短黄

脉滑数

舌质红

苔黄腻

胃肠积热型血脂异常调理：7大常用穴位

对症按摩调理方

取穴原理	曲池是手阳明大肠经的合穴，天枢为大肠募穴，两穴相配，可通利肠腑，降浊消脂。
功效主治	通利肠腑，降浊消脂，消肿止痛。主治血脂异常、发热、咽痛、半身不遂、肘关节疼痛、肩痛不举等。
穴名解读	脉气流注此穴时，似水注入池中；又取穴时屈肘，横纹头有凹陷，形似浅池，故名"曲池"。

按揉曲池穴

操作方法

用拇指指腹按揉曲池穴 3~5 分钟，以有酸胀感为宜。

定位

手肘内弯成 90°，肘横纹尽处凹陷即是曲池穴。

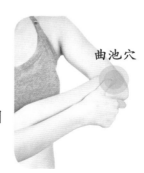

曲池穴

按揉天枢穴

取穴原理	肥胖之症多责之于脾胃肠腑。天枢为大肠募穴，曲池是手阳明大肠经的合穴，两穴相配，可通利肠腑，降浊消脂。
功效主治	理气健脾，通利肠腑，降浊消脂。主治血脂异常、便秘、腹胀、腹泻、腹水、消化不良等。
穴名解读	"枢"，指枢纽。人体上应天，下应地，本穴位于脐旁，在人体正中，为天之枢纽，故名"天枢"。

操作方法

用拇指指腹按揉天枢穴 3~5 分钟，以有酸胀感为宜。

定位

本穴位于腹部，横平脐中，前正中线旁开 2 寸。

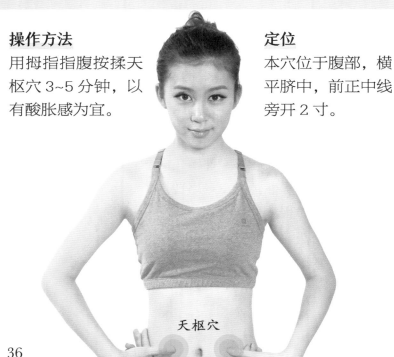

天枢穴

取穴原理	大横为局部取穴，可健脾助运，助消化，促进营养吸收和水谷运化，从而阻断脂肪在腹部的堆积。
功效主治	温中散寒，调理肠胃。主治脾胃及局部疾患，如腹胀、腹痛、泄泻、便秘、四肢无力、惊悸怔忡等。
穴名解读	"大"，即巨大；"横"，平线为横。该穴在脐水平线上，与脐中的距离较肓俞、天枢更长，内应横结肠，故名"大横"。

按揉大横穴

操作方法

用食指指腹按揉大横穴3~5分钟，以有酸胀感为宜。

定位

本穴位于腹部，脐中旁开4寸。

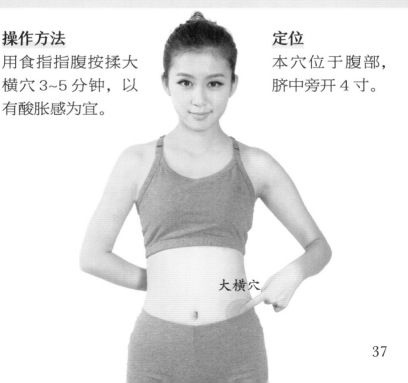

大横穴

按揉阴陵泉穴

取穴原理	阴陵泉为足太阴脾经之合穴，能温运中焦，清利下焦，有助于益肾调经，健脾除湿。
功效主治	健脾理气，益肾固精，通经活络。主治腹痛胀满、水肿、泄泻、小便不利、遗精、月经不调、带下、麻痹等。
穴名解读	"阴"，水之意；"陵"，土丘；"泉"，水泉。脾经流行的经水及脾土物质混合物在本穴聚合堆积如土丘之状，故名"阴陵泉"。

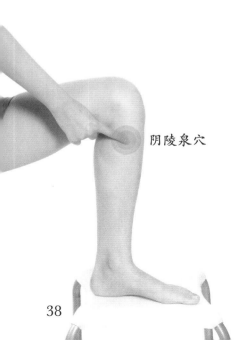

阴陵泉穴

操作方法

用食指指腹用力按揉阴陵泉穴3~5分钟，以有酸胀感为度。

定位

本穴位于小腿内侧，胫骨内侧髁下缘与胫骨内侧缘之间的凹陷中。

取穴原理	丰隆乃足阳明胃经之络穴，可健脾利湿，化痰消脂，为治痰要穴。
功效主治	健脾利湿，化痰消脂。主治肥胖、咳嗽、哮喘、头痛、眩晕、水肿等。
穴名解读	"丰隆"，象声词，"轰隆"之义。从条口穴、上巨虚穴、下巨虚穴传来的水湿云气至本穴后化雨而降，且降雨量大，如雷雨之轰隆有声，故名"丰隆"。

操作方法

用拇指或食指指腹稍用力按揉丰隆穴3~5分钟，以有酸胀感为度。

定位

本穴位于外踝尖上8寸，胫骨外1.5寸，两筋间的凹陷处。

丰隆穴

按揉上巨虚穴

取穴原理	上巨虚为胃经穴，大肠下合穴，内庭为胃经荥穴，二者合用可清泄胃肠积热。
功效主治	理气和胃，调和肠腑。主治肠鸣、腹泻、腹痛、便秘、肠痈等肠胃疾患，以及下肢痿痹等。
穴名解读	本穴位于下巨虚上方，胫、腓骨的间隙中，故名"上巨虚"。

操作方法

用食指指腹按揉上巨虚穴3~5分钟，以有酸胀感为宜。

定位

本穴在小腿外侧，外膝眼下6寸，距胫骨前缘一横指。

上巨虚穴

取穴原理	内庭为胃经荥穴，与上巨虚穴合用可清泄胃肠积热。
功效主治	清降胃火，通涤肠腑。主治急（慢）性胃炎、急（慢）性肠炎、牙龈炎、扁桃体炎、血脂异常等。
穴名解读	"内"，人也；"庭"，指居处。两趾如门，穴在入门庭之处，故名"内庭"。

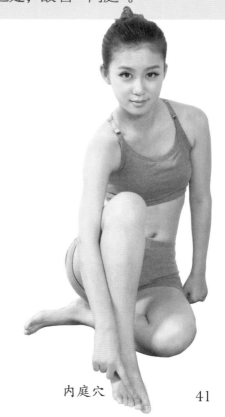

按揉内庭穴

操作方法

用食指指腹按揉内庭穴3~5分钟，以有酸胀感为宜。

定位

本穴在足背第2、3趾间，趾蹼缘后方赤白肉际处。

内庭穴

41

胃肠积热型血脂异常调理：4 种家常食物

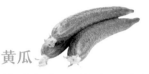

黄瓜

性味归经： 性凉，味甘，归肺、脾、胃经。

功能： 清热解毒。用于热病口渴，水肿尿少，小便短赤。

用法： 生食、炒食、煮食。

禁忌： 中寒吐泻及病后体弱的人慎食。

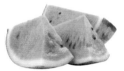

西瓜

性味归经： 性寒，味甘，归心、胃、膀胱经。

功能： 清热解暑，除烦止渴。用于暑热烦渴，咽喉肿痛，目赤肿痛。

用法： 鲜食。

禁忌： 中寒湿盛的人慎食。

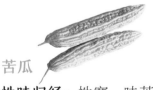

苦瓜

性味归经： 性寒，味苦，归心、脾、肺经。

功能： 祛暑涤热。用于暑热烦渴，目赤疼痛。

用法： 煎食、炒食、煮食。

禁忌： 脾胃虚寒的人慎食。

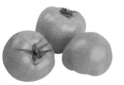

番茄

性味归经： 性微寒，味酸、甘，归肝、脾、胃经。

功能： 生津止渴，健胃消食。用于口渴，食欲不振。

用法： 生食、炒食、煮食。

胃肠积热型血脂异常调理：4 种常用中药

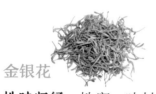

金银花

性味归经： 性寒，味甘，归肺、心、胃经。

功效主治： 清热解毒，消散痈肿。用于温病发热，热毒血痢。

用法： 6~15 克，煎服。

禁忌： 脾胃虚寒的人慎服。

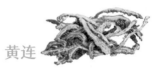

黄连

性味归经： 性寒，味苦，归心、脾、胃、肝、胆、大肠经。

功效主治： 清热燥湿，泻火解毒。用于中焦湿热，湿热痞满，湿疹湿疮。

用法： 2~5 克，煎服。

禁忌： 脾胃虚寒的人忌服。

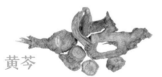

黄芩

性味归经： 性寒，味苦，归肺、胆、脾、大肠、小肠经。

功效主治： 清热燥湿。用于中、上二焦湿热，胸闷呕恶，湿热痞满。

用法： 3~10 克，煎服。

麦冬

性味归经： 性微寒，味甘、微苦，归肺、心、胃经。

功效主治： 养阴润肺，益胃生津。用于内热消渴，肠燥便秘。

用法： 6~12 克，煎服。

药食同源，清胃泻火：4道精选食疗方

清热泻火

鸡肉三丁

材料：鸡胸肉100克，胡萝卜、黄瓜各150克。

调料：盐3克，葱花、姜末、植物油各适量。

做法：

1 胡萝卜、鸡胸肉、黄瓜分别洗净，切丁。

2 锅内倒油烧热，下入胡萝卜丁、葱花、姜末翻炒，待胡萝卜丁八成熟时，放入鸡丁继续翻炒。

3 待鸡丁熟后，加入黄瓜丁，略炒片刻，最后调入盐即可。

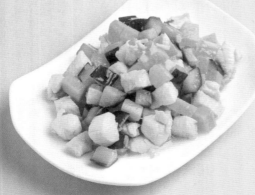

功效

鸡肉可以温中健脾；胡萝卜可以宽中下气、健胃消食；黄瓜可以清热解毒。三者搭配食用有强健脾胃、清热泻火的作用。

材料：中等大小番茄 1 个，甜玉米 200 克。
调料：葱花、盐各 5 克，白糖 3 克，植物油适量。

做法：

1 甜玉米粒洗净，沥干；番茄洗净，切成小块。

2 锅置火上，倒油烧热，放入番茄块、玉米粒炒熟，加入盐、白糖调味，最后撒上葱花即可。

番茄炒玉米

清肠胃，促代谢

—| 功效 |—
番茄可以清肠胃之火；玉米可以养护肠胃，促进代谢。二者搭配食用可以清利肠腑，排肠毒，促代谢。

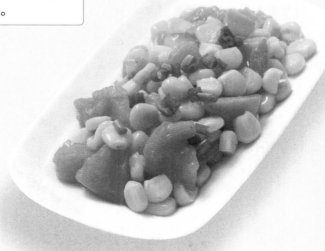

改善血脂异常

洋葱炒苦瓜

材料：洋葱、苦瓜各 150 克。

调料：姜丝 5 克，盐 1 克，植物油适量。

做法：

1 洋葱去外皮，洗净后切丝备用；苦瓜洗净，去籽，切薄片。

2 炒锅中放入适量植物油，油热后放入姜丝爆香，放入苦瓜片、洋葱丝，翻炒至将熟时放盐调味即可。

／ **功效** ／

洋葱中含有的含硫化合物可降低血清胆固醇和甘油三酯水平；苦瓜中的苦瓜素可有效降血脂。二者搭配食用有助于改善血脂异常，预防血管硬化。

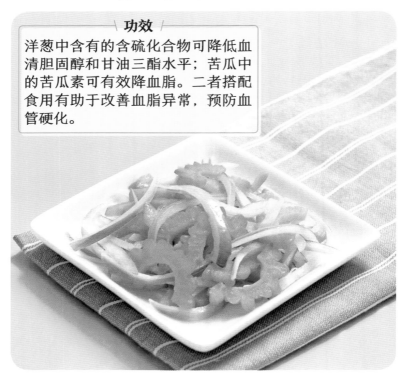

材料: 西瓜 200 克, 黄瓜 150 克, 柠檬
半个。

做法:

1 西瓜去皮、籽, 切小块; 黄瓜洗净, 去
皮, 切小块; 柠檬挤汁备用。

2 将西瓜块、黄瓜块倒入榨汁机中, 搅打
均匀后倒入杯中, 最后加入柠檬汁搅匀
即可。

清热降脂

西瓜黄瓜汁

| 功效 |

西瓜可清泻胃火, 黄
瓜可以清热解毒、除
烦止渴, 柠檬可以益
胃生津。三者合用,
有清热降脂的作用。

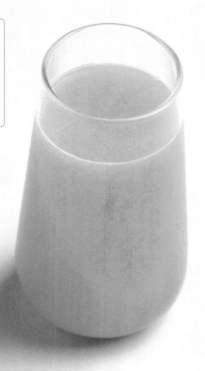

胃肠积热型血脂异常调理：4 种家用中成药

1 黄连清胃丸

清胃泻火，解毒消肿。用于胃肠积热、消化不良引起的血脂异常。

3 桑葛降脂丸

补肾健脾，通下化瘀，清热利湿。用于脾肾两虚、痰浊血瘀型高脂血症。

2 藿香清胃丸

清热化湿，醒脾消滞。用于脾胃火盛所致的消化不良，脘腹胀满，血脂异常。

4 牛黄清胃丸

清胃泻火，润燥通便。用于胃肠积热所致的头晕目眩，血脂异常。

四

脾肾亏虚型血脂异常调理 23 招

温补脾肾，利水化饮

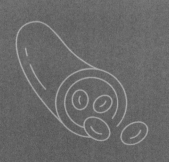

脾肾亏虚型血脂异常有哪些表现

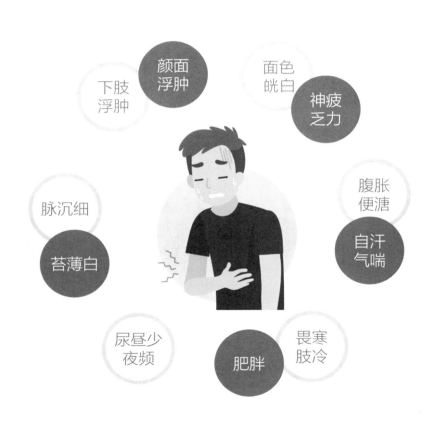

下肢浮肿

颜面浮肿

面色㿠白

神疲乏力

脉沉细

苔薄白

腹胀便溏

自汗气喘

尿昼少夜频

肥胖

畏寒肢冷

50

脾肾亏虚型血脂异常调理：7大常用穴位

对症按摩调理方

取穴原理	曲池是手阳明大肠经的合穴，天枢为大肠募穴，两穴相配，可通利肠腑，降浊消脂。
功效主治	通利肠腑，降浊消脂，消肿止痛。主治血脂异常、发热、咽痛、半身不遂、肘关节疼痛、肩痛不举等。
穴名解读	脉气流注此穴时，似水注入池中；又取穴时屈肘，横纹头有凹陷，形似浅池，故名"曲池"。

按揉曲池穴

操作方法

用拇指指腹按揉曲池穴3~5分钟，以有酸胀感为宜。

定位

手肘内弯成90°，肘横纹尽处凹陷即是曲池穴。

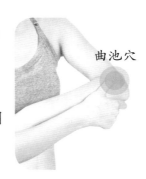

曲池穴

按揉天枢穴

取穴原理	肥胖之症多责之于脾胃肠腑。天枢为大肠募穴，曲池是手阳明大肠经的合穴，两穴相配，可通利肠腑，降浊消脂。
功效主治	理气健脾，通利肠腑，降浊消脂。主治血脂异常、便秘、腹胀、腹泻、腹水、消化不良等。
穴名解读	"枢"，指枢纽。人体上应天，下应地，本穴位于脐旁，在人体正中，为天之枢纽，故名"天枢"。

操作方法

用拇指指腹按揉天枢穴 3~5 分钟，以有酸胀感为宜。

定位

本穴位于腹部，横平脐中，前正中线旁开 2 寸。

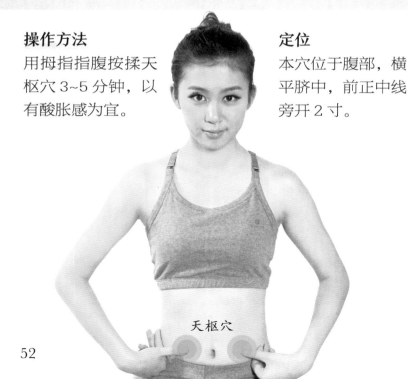

天枢穴

取穴原理	大横为局部取穴，可健脾助运，助消化，促进营养吸收和水谷运化，从而阻断脂肪在腹部的堆积。
功效主治	温中散寒，调理肠胃。主治脾胃及局部疾患，如腹胀、腹痛、泄泻、便秘、四肢无力、惊悸怔忡等。
穴名解读	"大"，即巨大；"横"，平线为横。该穴在脐水平线上，与脐中的距离较肓俞、天枢更长，内应横结肠，故名"大横"。

操作方法

用食指指腹按揉大横穴 3~5 分钟，以有酸胀感为宜。

定位

本穴位于腹部，脐中旁开 4 寸。

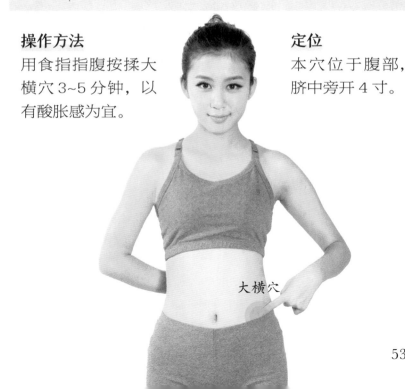

大横穴

<table>
<tr><td rowspan="4">按揉阴陵泉穴</td><td>取穴原理</td><td>阴陵泉为足太阴脾经之合穴，能温运中焦，清利下焦，有助于益肾调经，健脾除湿。</td></tr>
<tr><td>功效主治</td><td>健脾理气，益肾固精，通经活络。主治腹痛胀满、水肿、泄泻、小便不利、遗精、月经不调、带下、麻痹等。</td></tr>
<tr><td>穴名解读</td><td>"阴"，水之意；"陵"，土丘；"泉"，水泉。脾经流行的经水及脾土物质混合物在本穴聚合堆积如土丘之状，故名"阴陵泉"。</td></tr>
</table>

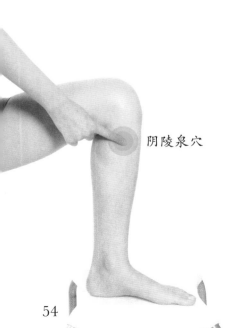

阴陵泉穴

操作方法

用食指指腹用力按揉阴陵泉穴3~5分钟，以有酸胀感为度。

定位

本穴位于小腿内侧，胫骨内侧髁下缘与胫骨内侧缘之间的凹陷中。

取穴原理	丰隆乃足阳明胃经之络穴，可健脾利湿，化痰消脂，为治痰要穴。
功效主治	健脾利湿，化痰消脂。主治肥胖、咳嗽、哮喘、头痛、眩晕、水肿等。
穴名解读	"丰隆"，象声词，"轰隆"之义。从条口穴、上巨虚穴、下巨虚穴传来的水湿云气至本穴后化雨而降，且降雨量大，如雷雨之轰隆有声，故名"丰隆"。

按揉丰隆穴

操作方法

用拇指或食指指腹稍用力按揉丰隆穴3~5分钟，以有酸胀感为度。

定位

本穴位于外踝尖上8寸，胫骨外1.5寸，两筋间的凹陷处。

丰隆穴

按揉肾俞穴

取穴原理	按摩肾俞穴可以起到培补肾元的作用，是补肾要穴。
功效主治	益气温阳，补益肾元。主治肾虚腰痛、腰膝酸软、耳鸣目眩、阳痿遗精、不育、月经不调等。
穴名解读	"肾"，肾脏也；"俞"，输也。本穴为肾脏之气转输之处，是调治肾疾的重要穴位，故名"肾俞"。

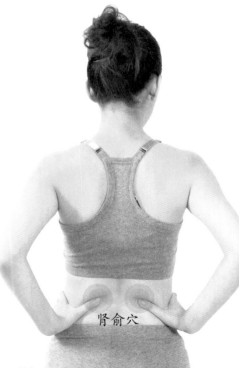

肾俞穴

操作方法
用拇指指腹按揉肾俞穴 3~5 分钟，以有酸胀感为宜。

定位
本穴位于脊柱区，第 2 腰椎棘突下，后正中线旁开 1.5 寸。

取穴 原理	按揉关元穴，可以大补元气，温补 肾阳。
功效 主治	培元固本，补肾益气。可补下焦， 调节内分泌功能，治疗肾虚腰酸、 脱发及生殖系统疾病。
穴名 解读	"关"，关藏；"元"，元气。本穴为 人体元阴、元阳关藏之处，故名 "关元"。

按揉关元穴

操作方法

用拇指指腹按揉关元穴
3~5分钟，以有酸胀感
为宜。

定位

本穴位于下腹部，脐下
3寸，人体前正中线上。

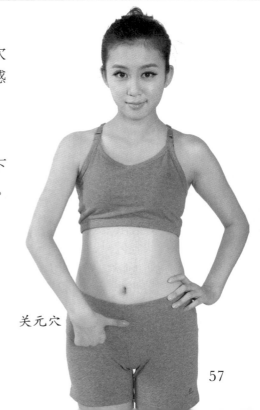

关元穴

脾肾亏虚型血脂异常调理：4种家常食物

核桃仁

性味归经： 性温，味甘、涩，归肾、肝、肺经。

功能： 补肾益精。用于腰痛，尿频，血脂异常。

用法： 生食、煮食。

禁忌： 阴虚火旺的人慎食。

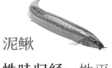

泥鳅

性味归经： 性平，味甘。归脾、肝、肾经。

功能： 补益脾肾，利水解毒。用于脾虚泻痢，水肿，小便不利，血脂异常。

用法： 煮食、炒食。

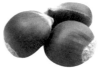

板栗

性味归经： 性温，味甘、平。归脾、胃、肾经。

功能： 益气健脾，补肾强筋。用于脾虚泄泻，脚膝酸软，反胃呕吐，血脂异常。

用法： 煮食、炒食。

禁忌： 脘腹胀满的人慎食。

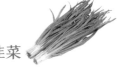

韭菜

性味归经： 性温，味辛，归肾、胃、肺、肝经。

功能： 补阳，行气，散瘀。用于脾肾亏虚，吐血，跌仆损伤，虫蛇咬伤，血脂异常。

用法： 炒食、煮食、蒸食。

禁忌： 阴虚内热的人慎食。

脾肾亏虚型血脂异常调理：4种常用中药

淫羊藿

性味归经： 性温，味辛、甘，归肝、肾经。

功效主治： 补肾壮阳，强筋健骨。用于肾阳虚衰所致的阳痿遗精，筋骨痿软，血脂异常。

用法： 6～10克，煎服。

补骨脂

性味归经： 性温，味苦、辛，归肾、脾经。

功效主治： 补肾壮阳，固精缩尿。用于肾阳不足，命门火衰所致的腰膝冷痛，血脂异常。

用法： 6～10克，煎服。

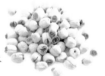

莲子

性味归经： 性平，味甘、涩，归脾、肾、心经。

功效主治： 补脾止泻，益肾固精。用于脾虚泄泻，肾虚遗精，心神不宁，血脂异常。

用法： 6～15克，煎服。

禁忌： 大便燥结的人慎服。

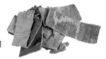

杜仲

性味归经： 性温，味甘，归肝、肾经。

功效主治： 补肝肾，强筋骨。用于肝肾不足，冲任不固所致的腰痛，胎动不安，头晕目眩，血脂异常。

用法： 6～10克，煎服。

药食同源，温补脾肾： 4 道精选食疗方

补肾益气

韭菜炒鸡蛋

材料：韭菜 150 克，鸡蛋 3 个。

调料：盐 3 克，植物油适量。

做法：

1 韭菜择洗干净，切段；鸡蛋打成蛋液。

2 将韭菜段放入蛋液，加盐搅匀。

3 锅置火上，倒油烧至五成热，将韭菜鸡蛋液倒入，炒熟即可。

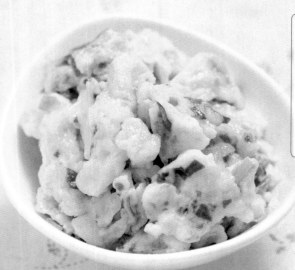

┤ 功效 ├

韭菜和鸡蛋一起食用，可以起到补肾益气、止痛的作用，在调理肾虚、尿频、血脂异常方面有一定效果。

材料：山药50克，板栗肉60克，大米
　　　80克，枸杞子5克，红枣6枚。

做法：

1 板栗肉掰成小块；大米洗净，浸泡30
　分钟；山药去皮，切小块；红枣洗净，
　去核；枸杞子洗净。

2 锅内加适量清水烧开，放入大米、山
　药块、红枣和板栗肉，大火煮沸后转
　小火煮30分钟，放入枸杞子继续煮
　10分钟即成。

板栗枸杞粥

┤ 功效 ├

山药可以健脾固肾；板
栗可以补肾强筋。它们
与红枣、枸杞子搭配食
用可以补肾暖阳，强健
腰膝。

烹饪妙招

板栗煮熟后再剥皮会轻
松许多，做这道粥用熟
板栗也会更省时。

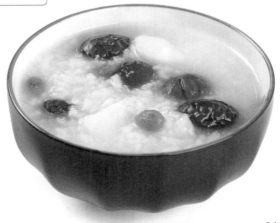

补脾益肾

莲子粥

材料： 莲子 25 克，大米 100 克。

调料： 冰糖适量。

做法：

1 将莲子和大米分别洗净，浸泡 1 小时。

2 将锅置于火上，加适量清水煮沸，放入莲子和大米用大火煮沸，然后转小火继续熬煮，最后加入冰糖熬煮至粥稠即可。

功效

莲子富含蛋白质、脂肪，具有养心益肾、补脾等作用。

烹饪妙招

可选用去心的莲子，更容易煮熟。

材料： 羊肾200克，黑豆60克，杜仲
10克。

调料： 姜片9克，小茴香3克。

做法：

1　羊肾对半剖开，清理干净；黑豆洗净。

2　将杜仲、姜片、小茴香一起装入纱布
袋中，扎好袋口，放入锅中，加适量
水，煎煮20分钟。

3　放入黑豆及羊肾片，煮至黑豆、羊肾
片熟后，拿掉药包即可。

温馨提示： 本方应在医生指导下使用。

┤ 功效 ├

这道汤可以补肾壮腰，
对腰膝疼痛、酸软乏
力、畏寒肢冷、小便
频多、腹冷便溏等症
有改善作用。

脾肾亏虚型血脂异常调理：4 种家用中成药

1 金诃降脂胶囊

健脾温肾。用于脾肾阳虚所致的血脂升高伴形寒肢冷，面色㿠白，腰膝酸软，少腹冷痛，腹胀便溏，面浮肢肿。

2 丹田降脂丸

活血化瘀，健脾补肾。用于脾肾两虚，气虚血瘀，脂浊不化所致的血脂异常。

3 济生肾气丸

温肾化气，利水消肿。用于肾阳不足，水湿内停所致的肾虚水肿，腰膝疲重，小便不利，痰饮咳喘。

4 健延龄胶囊

补肾填精，益气养血。用于阴血亏损所致的神疲乏力，食欲减退，健忘失眠，血脂异常。

64

五

气滞血瘀型血脂异常调理 19 招

理气消滞，活血化瘀

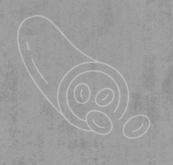

气滞血瘀型血脂异常有哪些表现

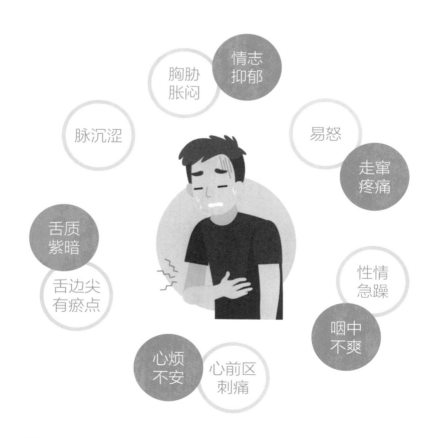

情志抑郁

胸胁胀闷

脉沉涩

易怒

走窜疼痛

舌质紫暗

舌边尖有瘀点

性情急躁

咽中不爽

心烦不安

心前区刺痛

气滞血瘀型血脂异常调理：4 大常用穴位

对症按摩调理方

取穴 原理	气海是人体元气的海洋，按揉气海可补气，气能生血。
功效 主治	健脾益气，益肾固精。主治尿频、遗尿、阳痿、遗精、崩漏、脐腹疼痛等，可调节气滞血瘀型血脂异常。
穴名 解读	"气"，元气；"海"，海洋。穴在脐下，为人体元气之海，故名"气海"。

按揉气海穴

操作方法
用拇指或食指指腹按揉气海穴 3~5 分钟，力度适中，以有酸胀感为宜。

定位
本穴在下腹部，脐下 1.5 寸，前正中线上。

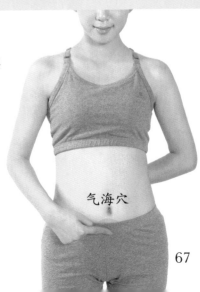

气海穴

<table>
<tr><td rowspan="4">按揉太冲穴</td><td>取穴
原理</td><td>太冲穴是肝经的原穴，可调控气血的运行。</td></tr>
<tr><td>功效
主治</td><td>疏肝理气，清热泻火，通经活络。主治头痛、眩晕、目赤肿痛、口眼喝斜、腹胀、呃逆、月经不调等，可调节气滞血瘀型血脂异常。</td></tr>
<tr><td>穴名
解读</td><td>"太"，大；"冲"，冲盛。肝藏血，冲脉为血海，肝与冲脉相应，脉气合而盛大，故名"太冲"。</td></tr>
</table>

操作方法

用拇指指腹按揉太冲穴1~3分钟，要有一定力度，以有酸胀感为宜。

定位

本穴在足背，第1、2跖骨间，跖骨底结合部前方凹陷中，或触及动脉搏动。

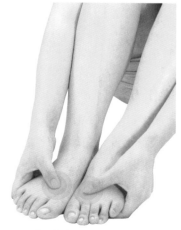

太冲穴

取穴原理	行间穴可疏通肝经，调畅气血，改善肝功能。
功效主治	疏肝解郁，清热消肿。主治目赤肿痛、失眠、月经不调、痛经、尿痛等，调节气滞血瘀型血脂异常。
穴名解读	"行"，运行；"间"，中间。该穴位在第1、2趾间，经气运行其间，故名"行间"。

操作方法

用食指或中指指腹按压行间穴，每次2~3分钟，以有酸胀感为宜。

定位

本穴在足背第1、2趾间，趾蹼缘后方赤白肉际处。

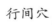

行间穴

69

按揉肝俞穴

取穴原理	调和全身气血，改善内分泌，提高代谢功能。
功效主治	疏肝理气，行气止痛。主治脂肪肝、急（慢）性肝炎，调节气滞血瘀型血脂异常。
穴名解读	"肝"，指肝脏；"俞"，同"输"。因其内应肝脏，是肝气转输之处，是治疗肝脏疾病的重要腧穴，故名"肝俞"。

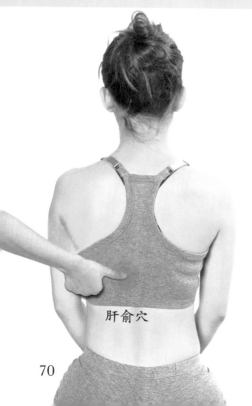

肝俞穴

操作方法

用拇指指腹或指节按揉肝俞穴 5~10 分钟。

定位

肝俞穴位于人体的背部脊柱旁，第 9 胸椎棘突下，左右旁开二指宽处。

气滞血瘀型血脂异常调理：4 种家常食物

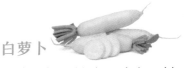

白萝卜

性味归经：性凉，味辛、甘，归肺、胃经。

功能：行气化滞。用于消化不良，恶心呕吐，泛吐酸水，慢性痢疾。

用法：生食、煮食、煎食。

禁忌：脾胃虚寒的人不宜生食。

油菜

性味归经：性凉，味甘；归肝、脾、肺经。

功能：活血化瘀，解毒消肿，宽肠通便。可改善气滞血瘀型血脂异常。

用法：炒、烧、炝、扒等。

禁忌：孕早期妇女要少食。

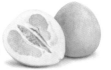

柚子

性味归经：性寒，味甘、酸，归胃、肺经。

功能：开胃理气，化痰解酒。用于食欲不振，胸脘痞满，咳嗽痰多，醉酒。

用法：鲜食、煮食。

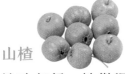

山楂

性味归经：性微温，味酸、甘，归脾、胃、肝经。

功能：消食健胃，行气消滞，活血止痛。用于食积之脘腹胀痛，纳呆厌食；气滞血瘀之痛经，病理性闭经，产后腹痛。

用法：生食、煮食、炖食。

气滞血瘀型血脂异常调理：4 种常用中药

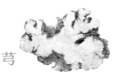

川芎

性味归经：性温，味辛，归肝、胆、心包经。

功效主治：活血行气，止痛。用于气滞血瘀，胸胁刺痛，痛经，头痛眩晕。

用法：3~10 克，煎服。

禁忌：孕妇慎用。

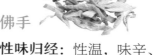

佛手

性味归经：性温，味辛、苦、酸，归肝、脾、胃、肺经。

功效主治：疏肝解郁，理气和中。用于肝胃不和所致的胸胁胀满，脘腹痞满。

用法：3~10 克，煎服。

禁忌：虚寒证禁服。

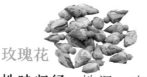

玫瑰花

性味归经：性温，味微苦、甘，归脾、肝经。

功效主治：疏肝解郁，活血止痛。用于肝郁气滞，瘀血阻滞所致的胁腹胀痛，月经不调，经前乳胀。

用法：3~6 克，煎服。

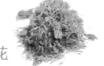

红花

性味归经：性温，味辛，归心、肝经。

功效主治：活血散瘀，降血脂。用于瘀血阻滞。

用法：3~10 克，煎服。

禁忌：孕妇慎用；有出血倾向者不宜多用。

药食同源，理气化瘀：3道精选食疗方

材料：陈皮、炙甘草各5克。

做法：

1 将陈皮、炙甘草快速冲洗干净。
2 将陈皮、炙甘草一起放入杯中，冲入沸水，盖上盖子闷泡约10分钟即可饮用。

理气健脾

陈皮甘草茶

| 功效 |

这道茶可以理气健脾，燥湿化痰，适合脾胃气滞、痰浊内阻、消化不良、恶心呕吐的人饮用。

理气排毒

萝卜炖牛腩

材料：牛腩 400 克，白萝卜 250 克。

调料：料酒、酱油各 15 克，葱末、姜片
各 10 克，盐 5 克，八角、胡椒粉
各 4 克。

做法：

1 牛腩洗净，切块，焯烫，捞出；白萝卜
洗净，去皮，切块。

2 砂锅置火上，放入牛腩、姜片、八角，
加入酱油、料酒和适量清水，大火烧沸
后转小火炖 2 小时。

3 放入白胡萝卜块，继续炖至牛腩、白萝
卜块熟烂，放入盐、胡椒粉搅匀，最后
撒上葱末即可。

功效

白萝卜能够行气化
滞，促进消化，它和
牛肉同炖，有理气、
开胃、健脾、降脂的
作用。

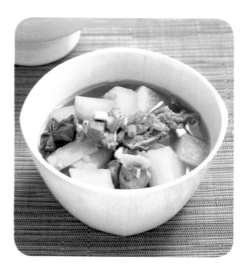

材料：水发木耳、黄瓜各 100 克。

调料：醋 10 克，盐 2 克，辣椒油、蒜末各 5 克。

做法：

1 水发木耳择洗干净，入沸水中焯透，捞出，沥干水分，晾凉，切丝；黄瓜洗净，切丝。

2 取小碗，放入醋、盐、蒜末和辣椒油拌匀，制成调味汁。

3 取盘，放入黄瓜丝和木耳丝，最后淋入调味汁拌匀即可。

理气化瘀

木耳拌黄瓜

| 功效 |

黄瓜清热解毒；木耳补气养血。它们搭配食用可以理气化瘀，还可以促进肠道蠕动，减少身体对胆固醇的吸收，改善血脂异常。

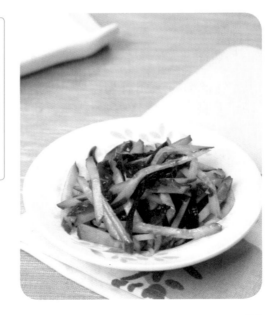

气滞血瘀型血脂异常调理：4 种家用中成药

1 心可舒胶囊

活血化瘀，行气止痛。
用于气滞血瘀导致的血脂异常。

3 血府逐瘀丸

活血祛瘀，行气止痛。
用于气滞血瘀所致的胸痹，头痛，心悸失眠，急躁易怒。

2 康尔心胶囊

益气活血，滋阴补肾。
用于高脂血症，冠心病，心绞痛，胸闷气短。

4 丹田降脂丸

活血化瘀，健脾补肾。
用于高脂血症。

六

气血不足型血脂异常调理 21 招

气血双补，促进代谢

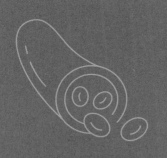

气血不足型血脂异常有哪些表现

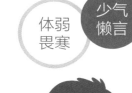

体弱畏寒

少气懒言

脉细弱

舌淡而嫩

乏力自汗

手脚麻木

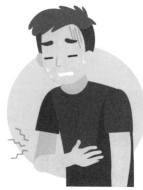

眼花

心悸失眠

面色苍白或萎黄

气血不足型血脂异常调理：4 大常用穴位

对症按摩调理方

取穴原理	气海是人体元气的海洋，按揉气海可补气，气能生血。
功效主治	健脾益气，益肾固精。主治尿频、遗尿、阳痿、遗精、崩漏、脐腹疼痛等，可调节气血不足型血脂异常。
穴名解读	"气"，元气；"海"，海洋。穴在脐下，为人体元气之海，故名"气海"。

按揉气海穴

操作方法
用拇指或食指指腹按揉气海穴 3~5 分钟，力度适中，以有酸胀感为宜。

定位
本穴在下腹部，脐下 1.5 寸，前正中线上。

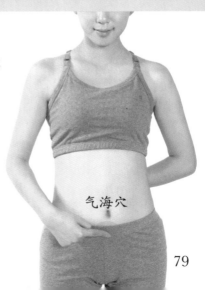

气海穴

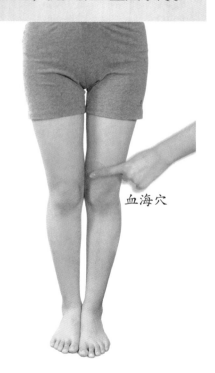

按揉血海穴

取穴原理	血海穴是脾经上的穴位，脾经产生的气血都会归聚在血海穴，经常按摩血海穴可使气血充盈、面色红润。
功效主治	调经统血，健脾化湿。主治月经不调、痛经、闭经、股内侧痛、湿疹等。
穴名解读	"血"，气血的血；"海"，海洋。本穴善治各种血证，犹如聚血重归于海。

操作方法

用拇指或食指指腹按揉
血海穴，每次3~5分钟，
以有酸胀感为宜，可坚
持长期按摩。

定位

本穴在股前区，髌底内
侧端上2寸，股内侧肌
隆起处。

血海穴

取穴原理	脾俞为脾之背俞穴，具有调理脾胃的效果。此外，脾俞穴与足三里穴合用可健脾益气，和胃化湿。
功效主治	健脾和胃，调和肠腑。主治腹痛、胃痛、急（慢）性胃炎、呕吐、泄泻、水肿等。
穴名解读	穴近脾脏，为脾气输注之处，主治脾之疾患，故名"脾俞"。

操作方法

用拇指指腹按揉脾俞穴3~5 分钟，以有酸胀感为宜。

定位

本穴在脊柱区，第 11 胸椎棘突下，后正中线旁开 1.5 寸。

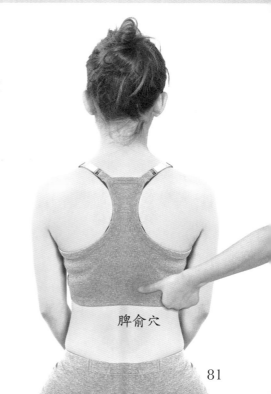

脾俞穴

81

按揉足三里穴

取穴原理	足三里为胃经合穴、胃下合穴，按揉本穴可健脾益气，和胃化湿。
功效主治	健脾益气，消脂化浊。主治消化系统的常见病，如十二指肠球部溃疡、急性胃炎、胃下垂等，可改善血脂异常。
穴名解读	"里"与"理"通。人以肚脐为界，上为天，下为地，中为人，分为三部，万物由之，理在其中。故足三里穴能调和天地人，能治人体上中下诸病。

操作方法

用拇指指腹按揉足三里穴3~5分钟，以有酸胀感为宜。

定位

本穴在小腿前外侧，外膝眼下3寸，距胫骨前嵴约一横指。

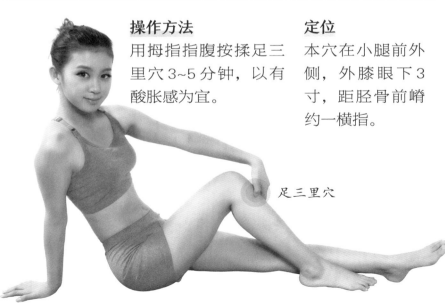

足三里穴

气血不足型血脂异常调理：4 种家常食物

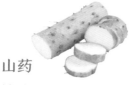

山药

性味归经： 性平，味甘，归肺、脾、肾经。

功能： 益气养阴，补脾。用于脾虚食少，肾虚尿频，大便溏泄。

用法： 煮食、蒸食。

禁忌： 有实邪的人慎食。

红枣

性味归经： 性温，味甘，归心、脾、胃经。

功能： 补中益气，养血安神。用于脾虚体弱，疲倦乏力，气血不足。

用法： 鲜食、煎食、煮食。

龙眼肉

性味归经： 性温，味甘，归心、脾经。

功能： 补益脾胃，益气养血。用于脾胃虚弱，气血不足，泄泻。

用法： 煮食、蒸食。

禁忌： 痰火内扰的人慎食。

蜂蜜

性味归经： 性平，味甘，归肺、脾、大肠经。

功能： 调补脾胃，补中润燥。用于脾气虚弱，脘腹挛急疼痛，肠燥便秘。

用法： 冲服、蒸食。

禁忌： 湿热内郁的人慎食。

气血不足型血脂异常调理: 4 种常用中药

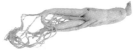

人参

性味归经: 性微温，味甘、微苦，归脾、肺、心、肾经。

功效主治: 补脾益气，生津养血。用于气血不足，肺虚喘咳，久虚不复。

用法: 3~9 克，煎服。

禁忌: 火郁内实的人慎服。不宜与藜芦、五灵脂同用。

西洋参

性味归经: 性凉，味微苦、甘，归心、肺、肾经。

功效主治: 补气养阴，清热生津。用于气虚阴亏，气虚津伤。

用法: 3~6 克，煎服。

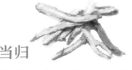

当归

性味归经: 性温，味甘、辛，归肝、心、脾经。

功效主治: 补血，活血止痛。用于血虚所致的月经不调。

用法: 6~12 克，煎服。

禁忌: 湿盛中满、大便溏泻的人慎服。

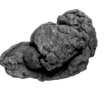

熟地黄

性味归经: 性微温，味甘，归肝、肾经。

功效主治: 补血滋阴，益精填髓。用于血虚萎黄，眩晕，耳鸣。

用法: 9~15 克，煎服。

禁忌: 脾胃虚弱的人慎服。

药食同源，补益气血：3道精选食疗方

材料：小米、大米各50克，山药30克，茯苓15克，人参3克。

做法：

1 人参、茯苓、山药均洗净，焙干，研成细粉；小米、大米分别淘洗干净，大米用水浸泡30分钟。

2 锅置火上，倒入适量清水烧开，放入小米、大米，加入人参粉、茯苓粉、山药粉，用小火炖至米烂成粥即可。

补虚益气

人参茯苓二米粥

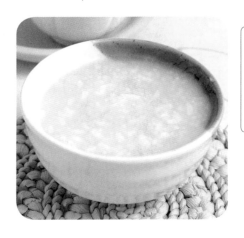

| 功效 |

人参可以补脾益气；茯苓可以利水健脾。它们与小米、大米、山药一起食用能补虚益气，健脾养胃。

山药鲳鱼汤

材料：鲳鱼 500 克，山药 25 克，党参 20 克，熟地黄 15 克，当归 10 克。

调料：葱、姜、绍酒、盐、植物油各适量。

做法：

1 鲳鱼宰杀，去鳞及内脏，洗净；山药、党参、熟地黄切片，当归切段；葱切段，姜切片。

2 锅置火上，倒入植物油，烧至六成熟时，加入适量清汤，放入鲳鱼、各种药物，以及葱、姜、绍酒、盐，煮 20 分钟即成。

温馨提示： 本方应在医生指导下使用。

> ┤ 功效 ├
>
> 山药可补肾益精；鲳鱼可健脑益智。二者与党参、熟地黄、当归搭配使用有助于滋阴养血、补肾健脾、改善血脂异常。

材料： 糯米粉150克，大米粉150克，红枣碎、核桃仁碎各25克。

调料： 葡萄干碎、青丝、红丝、白糖各少许。

做法：

1 白糖用水化开。

2 将大米粉、糯米粉放入容器中混合均匀，再放入大部分红枣碎、核桃仁碎、葡萄干碎拌匀，倒入糖水拌匀。

3 将拌好的蒸糕坯放在屉布上，抹平，将剩余的红枣碎、核桃仁碎、葡萄干碎，以及青丝、红丝均匀地撒在上面。

4 上笼大火蒸20分钟左右，出笼晾凉，切块即成。

健脾益气

糯米蒸糕

⎯ **功效** ⎯

糯米可以健脾止泻；红枣可以补脾和胃，养血安神。用这些食材做成蒸糕可以补中益气，健脾养胃。

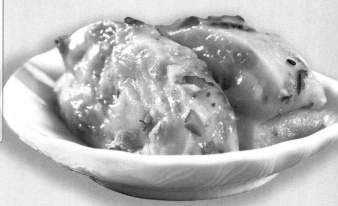

气血不足型血脂异常调理：6种家用中成药

1 补中益气口服液

补中益气。用于体倦乏力，气虚日久，内脏下垂。

2 八珍口服液

补气益血。用于气血两虚，面色萎黄，四肢乏力。

3 人参归脾丸

补气健脾，生津止渴。用于心脾气虚导致的心悸健忘，失眠多梦，体倦食少，妇女月经量多、色淡。

4 人参养荣丸

温补气血。用于心脾不足，气血两亏，形瘦神疲，病后虚弱。

5 阿胶补血冲剂

滋阴补血，健脾益气。用于久病体虚，血亏气虚，贫血。

6 八珍丸

补气益血。用于气血不足引起的血脂异常等。